AF585822

POLICE SANITAIRE

LES NOUVELLES CONDITIONS SANITAIRES

DU

PÈLERINAGE MUSULMAN

PAR

Le Dr P. REMLINGER
Directeur de l'Institut Pasteur ottoman.

(Extrait de l'**Hygiène générale et appliquée**).
N^os de Septembre.

PARIS
OCTAVE DOIN, ÉDITEUR
8, PLACE DE L'ODÉON, 8,

1908

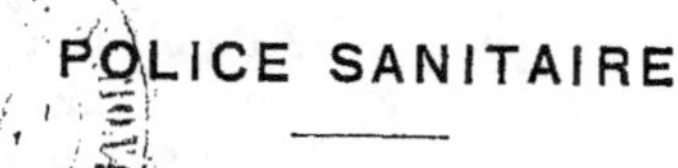

POLICE SANITAIRE

LES NOUVELLES CONDITIONS SANITAIRES DU PÈLERINAGE MUSULMAN

Par le Dr P. REMLINGER
Directeur de l'Institut Pasteur ottoman.

Celui qui, il y a trois ou quatre ans seulement, eût émis l'opinion que les deux grandes voies ferrées en construction dans l'Empire Ottoman : le chemin de fer du Hedjaz et le chemin de fer de Bagdad, la première serait terminée bien avant la seconde, celui-là fût passé tout au moins pour un grand ami du paradoxe. Les capitaux français — en éternels dupes — paraissaient disposés à subventionner une œuvre essentiellement allemande tandis que l'état précaire des finances ottomanes semblait devoir condamner la ligne (Damas-La Mecque) à demeurer longtemps à l'état de grandiose utopie.... Cependant, voici que le chemin de fer de Bagdad se trouve encore à Boulgourlou, à 200 kilomètres de Koniah, à 2.200 kilomètres de son terminus, tandis que, le 1er septembre dernier, la locomotive faisait en gare de Médine une entrée triomphale, mettant à quatre jours de Beyrouth et de Damas — au lieu de quarante — le tombeau sacré du Prophète..... Il y a là un événement gros de conséquences religieuses, politiques, économiques. Nous l'envisagerons uniquement — cela va de soi — au point de vue hygiénique. L'ouverture de la ligne du Hedjaz ne résume pas cependant tous les faits nouveaux de nature à entraîner des modifications dans la tactique sanitaire du Pèlerinage Islamique. D'autres lignes de chemin de fer qu'on ne croirait pas *a priori* devoir jouer un rôle en l'espèce : le Transsibérien et la ligne de Kokand à Tachkend et à Orenbourg viennent de rendre accessibles les villes saintes de l'Islam à des peuples qui, de par leur situation géographique, en étaient autrefois à peu près complètement bannis. L'entrée en scène imprévue de ces Afghans, de ces Boukariens, de ces Mongols, de ces Chinois a

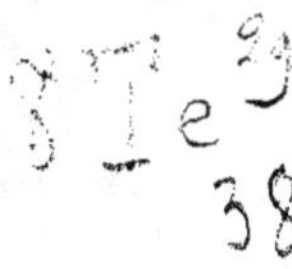

eu en 1907-1908 de redoutables conséquences, soit directement, soit de façon détournée par l'encombrement qu'ils ont créé au Lazaret de Sinope[1], ils ont infecté du choléra Constantinople d'une part, les Lieux Saints de l'Islam de l'autre et il n'a tenu qu'aux mesures prises et surtout peut-être à une atténuation singulière du « génie épidémique » qu'une contamination générale de l'Europe ne fût la conséquence de cette double atteinte. Nous devons envisager également cet autre danger qui, pour être moins considérable que le précédent, ne doit pas cependant être tenu pour négligeable. Reprenant la division établie par Borel dans son excellent ouvrage, nous étudierons les modifications que ces différents faits sont susceptibles d'entraîner :

1° Dans la défense du Hedjaz contre les pèlerins arrivant aux Lieux Saints ;

2° Dans la surveillance des pèlerins du Hedjaz même ;

3° Dans la défense de la Méditerranée contre les pèlerins retour du Hedjaz.

* * *

Défense du Hedjaz contre les Pèlerins arrivant aux Lieux Saints.

L'organisation sanitaire actuelle du pèlerinage vise à peu près exclusivement la contamination du Hedjaz par les pèlerins venant du Sud[2] (Javanais, Malais, Indiens, Persans, etc.). Les lazarets de Camaran et d'Abou Saad sont, comme on sait, destinés à leur faire subir avant leur entrée dans les Lieux Saints, une période d'observation et une désinfection. A cela rien que de très logique, ces pèlerins provenant de régions presque constamment infectées et la contamination du Hedjaz s'étant, jusqu'à l'année dernière, à peu près toujours opérée par leur intermédiaire. Il va de soi que les nouvelles lignes de chemin de fer laissent absolument intactes cette partie de l'organisation sanitaire du pèlerinage. L'importance du lazaret de Camaran n'est susceptible d'être modifiée en rien par leur ouverture.

Les pèlerins du Sud ne constituent pas cependant l'unique mode de contamination du Hedjaz. Au mois de novembre 1907,

1. P. Remlinger. Le choléra à Constantinople en janvier 1908. *L'Hygiène générale et appliquée*, avril 1908.

2. C'est-à-dire au delà du détroit de Bab el Mandeb.

c'est par les pèlerins dits du Nord[1] que celle-ci a été opérée et il semble que cette éventualité doive, à l'avenir, être envisagée un peu plus sérieusement que par le passé. Dans leur important mémoire : *Les positions actuelles du choléra*[2], MM. CHANTEMESSE et BOREL attribuent la contamination du Hedjaz en 1907-1908 aux pèlerins indiens que le vapeur *Islami* aurait débarqués à Djeddah, le 8 décembre. Il ne semble pas que l'infection ait eu cette origine[3]. D'abord ce n'est pas le 8 décembre, mais le 22, qu'eut lieu à Djeddad le débarquement de l'*Islami*. Selon toute vraisemblance, MM. CHANTEMESSE et BOREL ont confondu ici le calendrier nouveau style et le calendrier vieux style en retard de treize jours sur le précédent. Puis la maladie a fait sa première apparition au Hedjaz non pas à La Mecque, mais à Médine. Bien que pour des raisons extra-scientifiques, le choléra n'ait été déclaré officiellement dans cette dernière ville que le 6 décembre (n. s.), il y existait dès la fin du mois de novembre (n. s.) alors que Yambo, Djeddad et La Mecque se trouvaient complètement indemnes et que l'*Islami* purgeait encore à Camaran sa quarantaine réglementaire[4]. En outre, les premières victimes ont été non pas des Indiens mais des Russes, des Chinois, des Afghans. Ces pèlerins provenaient de bateaux n'ayant passé par aucun lazaret avant d'arriver à Yambo, parce qu'ils arrivaient de Constantinople, ville indemne, et que la visite sanitaire passée à bord au moment du départ n'avait rien

1. C'est-à-dire au delà de l'isthme de Suez.

2. Académie de Médecine, séance du 21 janvier 1908.

3. Les renseignements qui suivent nous ont été fournis par les médecins du lazaret de Camaran et par les membres des missions médicales à La Mecque et à Médine. Ils ont été corroborés ultérieurement par une enquête officielle ouverte par le Conseil supérieur de Santé de l'Empire Ottoman.

4. Les renseignements suivants nous ont été aimablement fournis au sujet de l'*Islami* par M. le Dr DELPINO, directeur du Lazaret de Camaran. On remarquera qu'ils ne sont pas pour diminuer l'importance des pèlerins du Nord. Parmi les 825 pèlerins de ce navire, le groupe des Boukariens seul (97 personnes) s'est montré à Camaran contaminé du choléra. Pendant la traversée, deux Boukariens avaient succombé à cette maladie. Au Lazaret, il y eut parmi eux deux autres cas. Un seul Indien fut atteint. Il s'agissait d'un cas de contagion tandis que, pour les Boukariens, on ne pouvait invoquer qu'un microbisme latent ayant sa source dans le pays d'origine et donnant lieu à des cas sporadiques après une longue période. L'*Islami* quitta Camaran le 30 novembre (n. s.). Les pèlerins débarquèrent à Abou Saad le 3 décembre pour accomplir la quarantaine réglementaire de 5 jours imposée même après obtention de la libre pratique à Camaran à tout bateau infecté. Le 7 décembre, nouveau cas de choléra chez un Boukarien. Une quarantaine de 15 jours est alors décrétée. Les pèlerins ne quittèrent Abou Saad que le 22 décembre.

fait découvrir de suspect. Ces mêmes pèlerins arrivés librement à Stamboul y avaient bel et bien apporté le germe du choléra puisqu'il y eut parmi eux deux cas bien constatés, le 14 et le 16 novembre. Il semble qu'en état de microbisme latent, ils aient contaminé Médine comme ils avaient contaminé Constantinople [1].

Enfin la déclaration du choléra à La Mecque (13 décembre n. s.) est postérieure d'une semaine à sa déclaration officielle à Médine, de trois semaines à sa déclaration réelle. La contamination s'est faite par la première caravane arrivée de cette dernière ville et le surlendemain de l'arrivée de cette caravane. Le premier cas a été observé chez une Soudanaise qui mendiait à quelques kilomètres de La Mecque en un point où la caravane avait fait halte avant d'entrer en ville. Les cas suivants se sont produits chez des sujets russes arrivés de Médine avec cette même caravane. Au moment de l'apparition de ces premiers cas de choléra à La Mecque, l'*Islami* était infecté, purgeait à Abou Saad une deuxième quarantaine. Lorsque ses pèlerins débarqués à Djeddah, le 22 décembre, arrivèrent à La Mecque, la maladie y était déjà généralisée.

La contamination du Hedjaz, en 1907, par des pèlerins venus du Nord, doit-elle être considérée comme un fait exceptionnel dont il n'y a plus à craindre la répétition ou y a-t-il là au contraire une éventualité qui risque de se reproduire ? C'est cette dernière hypothèse qui paraît la plus probable. L'ouverture des nouveaux chemins de fer russes d'une part et de la ligne du Hedjaz de l'autre paraît en effet susceptible de favoriser dans une certaine mesure cette contamination du Hedjaz par le Nord.

a) L'Afghanistan et la Chine sont souvent visités par le choléra et dans certaines régions de celle-ci, la peste existe pour

1. Jusqu'au 15 novembre 1907, les pèlerins russes arrivaient à Constantinople à bord des bateaux ordinaires. Ils y faisaient un séjour plus ou moins long et repartaient pour les Lieux Saints à bord de bateaux à pèlerins. Les deux cas de choléra du 14 et du 16 novembre décidèrent le Conseil supérieur de Santé à considérer comme bateau à pèlerins, justiciable par conséquent de mesures spéciales, tout bateau portant des voyageurs musulmans. Les Compagnies de navigation se décidèrent alors à fréter des bateaux spéciaux destinés à conduire directement — sans arrêt à Contantinople — les pèlerins des ports de la Mer Noire aux villes du Hedjaz. A ce moment malheureusement, de nombreux pèlerins étaient déjà partis de Constantinople et étaient en route pour Yambo, si même ils n'y étaient pas arrivés déjà.

ainsi dire à l'état endémique. Dans l'un et l'autre de ces pays, les Musulmans sont très nombreux. Jusqu'à ces dernières années, ils ne pouvaient accomplir le pèlerinage qu'au prix d'une grande perte de temps, de pénibles fatigues et de dépenses très considérables. Les Afghans étaient obligés de traverser les Indes pour venir s'embarquer à Bombay. Les Chinois devaient faire le tour par le détroit de Malacca. Aussi ces deux catégories de pèlerins ne figuraient-elles que pour un chiffre infime dans le nombre total des Hadjis. Actuellement, les conditions où se trouvent ces peuples vis-à-vis du pèlerinage sont bien changées. L'ouverture du chemin de fer de Kokand à Tachkend et à Orenbourg permet aux Afghans et à nombre de Mongols, sujets chinois, d'arriver en quatre ou cinq jours et pour un prix des plus minimes (une vingtaine de roubles), à Samara et de là à Odessa. De même, le Transsibérien amène Mongols et Chinois aux ports de la Mer Noire en une vingtaine de jours au tarif extrêmement minime des chemins de fer russes. D'Odessa à Djeddad, il y a 300 milles de moins que de Bombay à Djeddad. La traversée s'effectue en onze-douze jours au lieu de douze-treize jours. C'est surtout Constantinople qui se trouve menacé par ce nouveau courant humain. Déjà au mois de novembre 1907, deux cas de choléra y ont été observés chez des pèlerins chinois arrivés par cette voie. L'enquête toutefois n'a pu établir si ces Hadjis s'étaient contaminés au cours de la traversée de la Russie alors infectée ou s'ils avaient apporté la maladie de leur pays d'origine. Etant donné le rôle important que joue dans la genèse du choléra le microbisme latent, le rapprochement si considérable de l'Afghanistan, de la Chine et des Lieux Saints de l'Islam ne paraît pas non plus devoir être tenu pour indifférent au point de vue de l'hygiène du pèlerinage. Il paraît indiqué de ne pas laisser les pèlerins arrivés de ces régions s'embarquer dans les ports de la Mer Noire avant de leur avoir fait subir au lazaret de Sinope une observation convenable offrant toutes les garanties. Destiné à recevoir 5 à 600 personnes seulement, ce lazaret s'est montré tout à fait insuffisant en 1907-1908, ayant eu à abriter à la fois près de 4.000 pèlerins. Le nombre des Afghans et Chinois se rendant à La Mecque par la Mer Noire ira certainement en augmentant très rapidement au fur et à mesure que se répandra parmi ces peuples le bruit des facilités données par les nouvelles voies ferrées. Le nombre des clients de Sinope croîtra en proportion. Le Conseil supérieur de Santé de Constantinople s'est vivement préoccupé de cette question. Sinope est à la veille de subir une réfection complète et des agrandissements en rapport avec l'importance nouvelle qu'il a acquise et qui, selon toute vraisemblance, ne fera qu'augmenter. On l'a déjà surnommé le Camaran de la Mer Noire.

b) Il est à prévoir que la grande majorité des pèlerins dits du Nord ayant désormais le choix pour se rendre au Hedjaz entre la mer et la voie ferrée donnera la préférence à cette dernière [1]. Accomplir le pèlerinage par voie de terre, c'est survivre jusqu'à un certain point l'exemple du Prophète qui ne se rendit jamais de Médine à La Mecque par voie de Yambo et de Djeddah. Puis la ligne du Hedjaz permet de visiter Damas et Jérusalem qui sont elles aussi des villes saintes de l'Islam. A ces considérations religieuses, s'ajouteront des considérations économiques. Les tarifs du chemin de fer seront sensiblement plus réduits que ceux des Compagnies de navigation et les Musulmans préféreront donner leur argent à l'œuvre du Hedjaz que le verser entre les mains des infidèles représentés par lesdites Compagnies. Si on ajoute à cela que le chemin de fer doit transporter les indigents gratuitement, on conçoit quel trafic ne manquera pas de se faire par cette voie. Non seulement elle sera adoptée par la presque totalité des Turcs, des Syriens, des Boughariots, des Musulmans du Caucase et de Crimée, des Afghans, Mongols et Chinois venus par la Russie, mais encore elle sera utilisée par nombre de Moghrabiens et d'Egyptiens. Or d'une part nous trouvons dans cette liste plusieurs catégories d'individus parfaitement capables de se trouver vis-à-vis du choléra en état de microbisme latent et de l'autre, il est plus difficile de prendre des mesures sanitaires en plein continent que dans un lazaret maritime. Il semble donc que — tout au moins pour ce qui est du choléra — les chances de contamination du Hedjaz par les pèlerins du Nord soient plus grandes que par le passé. Avant de permettre à ces pèlerins l'accès des Lieux Saints, il sera utile de leur faire subir une observation dans un lazaret situé à Tébouck, sur la ligne même du chemin de fer.

1. Dr Riffat. Rapport sur le transport des pèlerins par les Bédouins et quelques observations sur la nouvelle position sanitaire de Médine. Constantinople, 1908.

*
* *

II. — Surveillance des Pèlerins au Hedjaz.

Une conséquence naturelle de l'arrivée de la voie ferrée à Médine, c'est l'augmentation de l'importance sanitaire de la ville[1].

Jusqu'ici, bien que Médine et La Mecque soient des villes également saintes, la moitié environ des pèlerins reculant devant la difficulté et la cherté des communications, se contentait de visiter La Mecque et renonçait à venir prier devant le tombeau du Prophète. 4 à 5.000 pèlerins (10 p. 100) arrivaient à Médine par Yambo. 36.000 à 40.000 (90 p. 100) y arrivaient par La Mecque. Les autres s'abstenaient. Dès maintenant, le nombre des pèlerins de Médine va augmenter dans de notables proportions et rares seront les Musulmans qui ne visiteront pas les deux villes. Lorsque La Mecque et Médine seront reliées entre elles par le chemin de fer, il est bien certain que tous les Musulmans sans exception tiendront à accomplir le double pèlerinage.

Alors que la religion musulmane prescrit à ses fidèles de se trouver à La Mecque au moment des fêtes du Kourban-Baïram, elle ne spécifie pas l'époque à laquelle doit être visitée Médine. Les uns visitent le tombeau du Prophète avant le Baïram, c'est-à-dire avant d'aller à La Mecque ; d'autres après les fêtes. La conséquence de cette latitude est que si à La Mecque il n'y a guère de pèlerins pendant plus de deux mois, il y en a pendant six mois à Médine. On prévoit que l'ouverture du chemin de fer aura pour résultat d'augmenter encore ce délai et qu'il y aura désormais à Médine des pèlerins pendant presque toute l'année. C'est une particularité qui n'est nullement négligeable au point de vue hygiénique.

A l'aller comme au retour du pèlerinage, Médine constitue donc désormais une véritable tête d'étapes. C'est là que se formeront les caravanes se rendant à La Mecque, soit directement, soit par voie de Yambo et de Djeddah. C'est là aussi que se rassembleront les pèlerins avant de prendre le train qui devra les ramener chez eux. Dans ces conditions, on conçoit facilement quel rôle peut jouer cette ville dans la dissémination

1. Dr Riffat. *Loc. cit.*

de la peste et du choléra au Hedjaz même et en dehors du Hedjaz si la surveillance médicale y est insuffisante. Cette surveillance est exercée actuellement par un seul médecin sanitaire. Quelques médecins militaires jeunes et inexpérimentés envoyés par le Gouvernement central à l'époque du pèlerinage ne sauraient entrer en ligne de compte. Or sans prétendre à des mesures irréalisables dans un pays arriéré hostile à toute prophylaxie, il est pour le moins nécessaire de soumettre à un certain examen les hans où sont logés les pèlerins, d'examiner avec soin les malades et les cadavres, de veiller tant bien que mal à l'hygiène générale de la cité. En outre, ainsi que le demande le Dr Riffat, les caravanes devraient toutes être inspectées en dehors de la ville au moment de leur formation et les pèlerins examinés une dernière fois dans les trains mêmes au moment de leur départ de Médine. Tout ceci ne peut être accompli par un seul homme et la création d'un véritable service sanitaire s'impose. On sait qu'à Médine comme à La Mecque les Musulmans seuls ont accès.

*
* *

III. — Défense de la Méditerranée contre les pèlerins retour du Hedjaz.

A l'heure actuelle, cette défense est, comme on sait, assurée en première ligne par le lazaret de Tor, situé au bord de la Mer Rouge, à l'extrémité sud de la péninsule du Mont Sinaï. Les pèlerins y purgent une quarantaine et y subissent une désinfection à leur retour des Lieux Saints. Tous ceux qui ont visité El Tor ont admiré sa parfaite installation et rendu justice à la méthode et à la rigueur scientifique qui y président à toutes les opérations. Ces qualités, les pèlerins ne sont naturellement pas à même de les apprécier. N'envisageant que leur côté vexatoire, ils estiment qu'elles se retournent contre eux et, à leur tour, ils les retournent contre le lazaret. La perception des droits sanitaires élevés, ajoute à leur mécontentement et El Tor jouit auprès d'eux d'une grande impopularité. « C'est une station qu'ils redoutent comme un malheur [1]. » Aux raisons plus haut men-

1. Dr Riffat et Essad. Rapport sur le voyage de retour de la caravane sacrée en l'année 1324 de l'Hégire (Constantinople 1907).

tionnées qui feront désormais préférer pour aller au Hedjaz la voie de terre à la voie de mer, s'ajoutera donc pour le retour le désir d'échapper à El Tor. En 1908, bien que le terminus de la voie ferrée fût à 200 kilomètres de Médine, 15.000 pèlerins n'ont pas hésité à faire de six à huit jours de voyage à travers le désert en payant très cher leurs montures. Que sera-ce au pèlerinage prochain lorsque les trains partiront de Médine même, dans quelques années lorsque la voie aura été poussée jusqu'à La Mecque ? Une diminution très notable est à prévoir dans le chiffre des pèlerins que recevra désormais El Tor et on peut même se demander si ce lazaret ne sera pas réduit à bref délai à n'attirer à peu près que les seuls Egyptiens... Ce n'est pas que chez eux El Tor soit plus populaire que chez les autres Musulmans et que la tentation ne soit grande de rentrer par la Syrie en s'embarquant à Caïffa ou à Beyrouth, mais le Conseil Quarantenaire sait et saura recourir aux moyens héroïques pour empêcher ce détour. Nous n'en voulons pour preuve que le fait suivant :

Au mois de février 1908, 400 pèlerins faisant partie pour la plupart du Memel Egyptien[1] et appartenant à la classe aisée eurent l'idée, le pèlerinage terminé, de rentrer à Alexandrie par le Hedjaz et la Syrie. Après un voyage de six à huit jours à dos de chameau, ils prirent le chemin de fer et arrivèrent au lazaret de Médaïn Salih où ils subirent une quarantaine de dix jours pleins et la désinfection. Avant d'être admis à Beyrouth, ils subirent une nouvelle quarantaine de trois jours et une nouvelle désinfection. Lorsqu'ils arrivèrent dans cette dernière ville il s'était écoulé de vingt-cinq à trente jours depuis leur départ des lieux contaminés, Notons encore que les périodes quarantenaires énumérées eussent été renouvelées si un cas de peste ou de choléra était venu à se produire. Malgré cela, la proposition du délégué ottoman au Conseil quarantenaire, de permettre à ces pèlerins l'accès de l'Egypte après une troisième observation de cinq jours au lazaret de Gabbari à Alexandrie fut repoussée à l'unanimité des voix. Il fut décidé qu'ils seraient renvoyés à El Tor et qu'ils ne pourraient rentrer en Egypte qu'après avoir purgé dans ce lazaret leur séjour réglementaire. De fait, après que ces pèlerins

1. Caravane sacrée chargée d'apporter aux villes saintes de riches cadeaux en espèces et en nature.

eurent passé à Beyrouth ou à Caïffa où ils avaient la libre pratique plus d'une semaine encore et cela sans que le moindre cas suspect se fût manifesté parmi eux ou autour d'eux, un bateau spécial vint les prendre, leur fit traverser le canal de Suez et les conduisit à Tor ! Le prétexte allégué pour essayer de justifier ces mesures draconiennes était que les pèlerins devaient passer par Tor en vertu de conventions internationales. Celles-ci, il est vrai, dataient d'une époque où il n'était pas encore question du chemin de fer du Hedjaz. Le Conseil devait néanmoins les faire respecter, une nouvelle Conférence ayant seule le droit de les modifier... N'est-il pas permis de supposer que le véritable motif de cette intransigeance était la crainte de créer un précédent pouvant être exploité contre Tor et de contribuer ainsi à la décadence de cette station... catastrophe morale et financière à la fois ?

El Tor continuera donc provisoirement à recevoir les pèlerins égyptiens tandis que l'immense majorité des pèlerins du Nord subira la quarantaine et la désinfection à Tébouk sur la ligne même du Hedjaz. Il est superflu d'insister sur l'importance de ce lazaret dont le Conseil supérieur de Santé de Constantinople va avoir à diriger l'installation et le fonctionnement. Il est permis d'espérer que l'une et l'autre seront tellement parfaits qu'une prochaine Conférence internationale ne maintiendra pas pour les pèlerins égyptiens l'obligation tout à fait restrictive de la liberté individuelle de purger quarantaine à El Tor, mais les laissera libres de revenir par la voie de mer ou par celle du Hedjaz-Syrie. Il importe cependant de faire remarquer que les quarantaines terrestres, quelque bien dirigées qu'elles soient, offrent toujours moins de garanties que les quarantaines maritimes et que, de ce fait seul, El Tor conservera sur Tébouk une supériorité. Cette considération est aussi de nature à faire supposer qu'à la suite de l'ouverture du chemin de fer du Hedjaz, les lazarets de la Méditerranée où les pèlerins subissent avant de rentrer dans leur pays une dernière observation verront leur importance augmenter. Il pourra être nécessaire d'y prendre des précautions plus grandes que par le passé.

*
* *

Nous ferons remarquer en terminant que le tracé du chemin

de fer de Médine à La Mecque n'est pas encore définitivement arrêté. Ainsi que le montre le croquis ci-joint, plusieurs routes

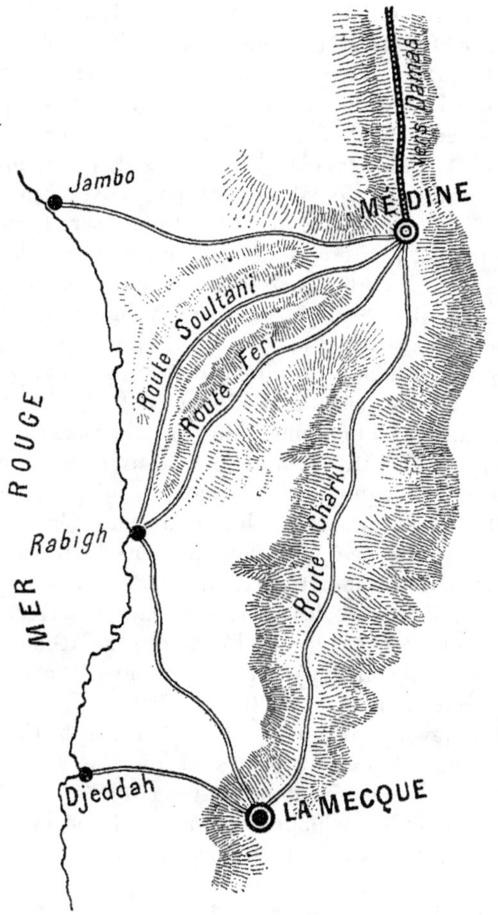

Fig. 1. — Routes de la Mecque à Médine.

permettent de se rendre d'une ville à l'autre. La route Charki (400 kilomètres) conduit à peu près en ligne droite de Médine à La Mecque. Il est peu probable que le chemin de fer la suive. Située en plein pays montagneux, elle nécessiterait de nombreux travaux d'art et serait en outre fort difficile à défendre contre les Bédouins. La route Soultani (460 kilomètres) décrit assez exactement un arc dont la route Charki serait la corde. Partie de Médine, elle atteint la Mer Rouge à Rahigh, située au fond d'un port naturel facilement accessible aux navires[1] et poursuit son chemin vers La Mecque. Cette route ne quitte guère la plaine ; la voie ferrée serait facile à surveiller et à protéger ; en sorte que ce dernier tracé a beaucoup de chances d'être adopté. On conçoit l'importance que le fait présente pour l'avenir de Yambo et de Djeddah. L'adoption de la route Soultani serait une ruine véritable pour ces villes dont la ligne Damas-Médine lèse déjà à un si haut point les intérêts. Rahigh au contraire sortirait du néant pour ainsi dire et verrait sa prospérité augmenter dans de très sérieuses proportions. Parallèlement, l'importance d'Abou-Saad (Lazaret de Djeddat) diminuerait beaucoup et il pourrait être nécessaire de construire à Rahigh un autre lazaret. Ce sont là du reste éventualités lointaines. Outre que le tracé par Rahigh n'est pas encore définitivement arrêté, le tronçon du chemin de fer Médine-La Mecque est de beaucoup celui qui présentera les difficultés d'établissement les plus considérables. Les Bédouins qui vivent à peu près exclusivement du transport des pèlerins — particulièrement entre les deux villes — ont vu d'un très mauvais œil l'établissement de la voie ferrée. A tout prix, ils veulent empêcher le rail d'atteindre La Mecque et c'est sur ce dernier tronçon que doit porter tout l'effort de leur résistance. Celle-ci menace d'être si sérieuse que quelques pessimistes entrevoient déjà l'abandon des travaux. Dans cette hypothèse — que pour notre part nous croyons du reste mal fondée — Médine demeurerait définitivement la tête de ligne du Hedjaz et ceci ne serait pas pour diminuer son importance hygiénique dont nous avons signalé le développement grandissant.

1. Renseignements fournis par le Dr Riffat, effendi.

(Extrait de *L'Hygiène générale et appliquée* du 15 septembre 1908.)

ÉVREUX, IMPRIMERIE CH. HÉRISSEY ET FILS

www.ingramcontent.com/pod-product-compliance
Lightning Source LLC
LaVergne TN
LVHW012023170826
845678LV00004BA/1614

* 9 7 8 2 3 2 9 6 2 6 5 8 1 *